ドライマウス
今日から改善・お口のかわき

第2版 阪井丘芳 著

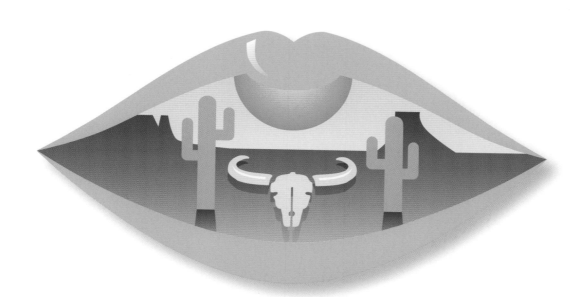

DRY MOUTH

医歯薬出版株式会社

This book is originally published in Japanese
under the title of :

DRY MOUTH
KYO-KARA KAIZEN OKUCHI-NO KAWAKI

(Dry Mouth)

SAKAI, Takayoshi
   Professor and Chairman,
   Department of Rehabilitation for Orofacial Disorders,
   Division of Growth and Development Dentistry,
   Osaka University Graduate School of Dentistry

© 2010 1st ed.
© 2023 2nd ed.

ISHIYAKU PUBLISHERS, INC.
   7-10 Honkomagome 1 chome, Bunkyo-ku,
   Tokyo 113-8612, Japan

お口がかわいて，辛かった経験はありませんか？
歯科でできるお手伝いをご紹介します

お口がかわいて，辛かったという経験はありませんか？
いまも辛い思いをしていらっしゃる方もおいでかと思います．

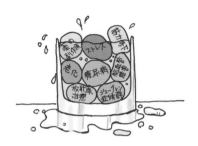

お口がかわく症状のことを，「ドライマウス（口腔乾燥症）」といいます．
ドライマウスとは，なんらかの原因で唾液が減少した状態を示します．

では，なぜ，唾液は減少するのでしょう？
　唾液が出ない，あるいは出にくくなる病気が原因の場合もありますが，実際にはストレスが原因であったり，飲んでいる薬の副作用が原因である場合のほうが多いのです．

　口は，食べる，話す機能を果たすだけでなく，感情や個性を表現するためにも重要な器官です．また唾液は，口だけでなく，身体の機能維持にとって重要な働きをしています．ドライマウスは，単に口がかわいて辛いというだけではなく，身体にさまざまな障害をもたらすことも明らかになってきました．

　私は，大阪大学歯学部附属病院で「ドライマウス外来」を開設してから，多くのドライマウスの患者さんの治療にかかわってきました．歯科では，それらの障害に対して，いろいろな対応を行うことができるので，それらをご紹介したいと思います．
　本書では，患者さんに日ごろの診療でお話している内容を整理して，ドライマウスについてできるだけシンプルにまとめたつもりです．患者さんの病状により，診断・治療法は異なるのですが，まず基本的なことがらを知っていただき，ケアをすることで，すこしでも辛さを軽減することのお役に立てればと願っています．

2023 年　初夏

阪井　丘芳

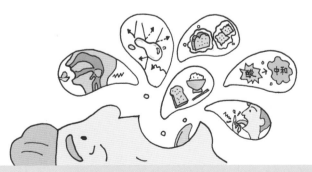

謝辞：本書におけるドライマウスの資料集積に際して，大阪大学歯学部附属病院顎口腔機能治療部の方々に協力をいただきましたことに感謝の意を表します．

Contents

■ドライマウスの症状と原因

①口がかわくと，こんな症状が現れます /
辛いだけでなく，こんな危険が！ ……………………………………… 6

②口がかわく原因は？ / 唾液が出にくくなる三大原因 ………………… 8

③唾液の役割 / 唾液は働きもの …………………………………………… 10

④ドライマウスで辛かったら…… / 歯科で相談してみてください ……… 12

⑤新型コロナウイルス感染症とドライマウス …………………………… 16

■辛い症状を和らげるために

⑥あなたのドライマウスチェックシート /
どんな症状があるのでしょう？ ………………………………………… 18

⑦ドライマウスへの対応法 / 薬を変える ……………………………… 20

⑧ドライマウスへの対応法 / 保湿剤を使う …………………………… 22

⑨ドライマウスへの対応法 / 唾液腺・口腔粘膜マッサージ ………… 24

⑩ MA-T を用いたドライマウスに対する口腔ケアについて ………… 30

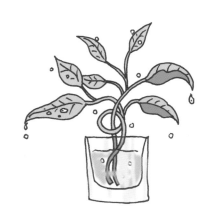

■年齢・病気・介護／対象者別対応

⑪年齢の高い方の場合 / 薬・睡眠・筋力 ………………………………… 32

⑫若い方の場合 / ストレス・花粉症・うつ・開口 ………………… 34

⑬介護の必要な方の場合 / 口腔ケアが大切 …………………… 36

⑭シェーグレン症候群の方の場合 …………………………………… 38

⑮放射線治療を受けた方の場合 …………………………………… 40

⑯糖尿病の方の場合 ……………………………………………………… 42

⑰脳血管障害の方の場合 ……………………………………………… 43

■健康長寿を目指したドライマウス治療 / あとがきにかえて

……………………………………………………………………………… 44

コラム：唾液分泌の日内変動 …………………………………………… 18

30 種類の薬で重度のドライマウスに！ ……………………… 20

継続することが大事 / 患者さんの声から ………………… 28

口腔内感染症 / 内因性と外因性 ……………………………… 36

シェーグレン症候群や
放射線治療後のドライマウスへの処方薬 ……………… 38

付・口渇の副作用をもつおもな薬剤 ………………………………… 46

表紙に使われている図は米国保健省・国立衛生研究所・国立歯科顎顔面学研究所（US Department of Health and Human Services, National Institutes of Health, National Institutes of Dental and Craniofacial Research）が作製したもので，転載許可を受けたうえで使用しています．表表紙（ドライマウスの口の中）．裏表紙（ドライマウスが改善した口の中）
the publication name: Dry Mouth
the URL: https://www.nidcr.nih.gov/sites/default/files/2019-06/dry-mouth.pdf
NIH Publication No. 19-3174　May 2019

1 口がかわくと，こんな症状が現れます／辛いだけでなく，こんな危険が！

　ドライマウスの患者さんは，推定で800万人，あるいは潜在的には3,000万人いるだろうともいわれています．正確な数字ではありませんが，4～5人に1人ぐらいがなんらかの症状をもっていると感じています．

　口がかわくのは，唾液が出ないからなのですが，ずっと口をあけたままにしていても，当然かわいた状態になります．両方が重なると，いっそうかわいた状態が加速されます．

　口がかわいた状態にあると，のどがかわいて常に水分がほしくなりますし，口の中がネバネバしたり，カラカラになって不快です．また，パンやクッキーなど，パサパサした質感の食品はうまく食べられず，口の中に張りついたりします．味覚の異常や，食べ物を飲み込むのが辛い，舌が痛い，義歯を入れていられないといった症状がある場合もあります．むし歯や歯周病にもなりやすくなります．

　それだけでなく，ドライマウスになると口の中の環境の変化が起こり，風邪を引きやすくなり，肺炎も発症しやすくなるといわれています．

　それは，どうしてでしょうか？

　口の中には多くの微生物が存在し，微生物の集団を形成しています．すでに住み着いている微生物は，外から新しく入ってくる細菌が定着するのを嫌うので，そのことが感染を防ぐことになるのです．けれども，唾液が減少し，その性質が変わってしまうと，口の中の微生物のバランスが崩れ，口での防御作用が損なわれてしまうのです．

　高齢者や手術後の患者さんなど，免疫力，体力が落ちているときに，ドライマウス状態になると，感染を防御することができずに，有害な細菌が繁殖して，それが口の中のみならず全身的にもダメージを与えるので，要注意なのです．

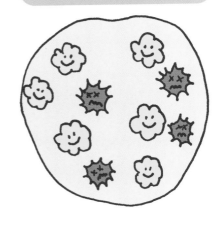

健常な口の中

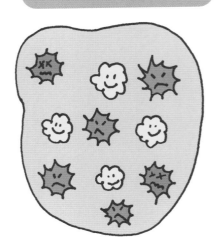

ドライマウス状態の口の中

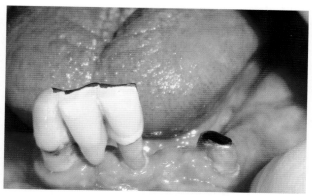

ドライマウスになるとむし歯や歯周病にもなりやすいのです.

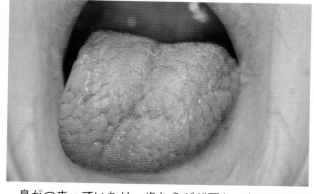

鼻がつまっていたり，歯ならびが悪かったりして口で呼吸をすると，当然口の中がドライマウス状態になります.

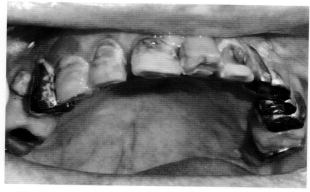

ドライマウス状態の高齢要介護者. 口から食べない方の場合，特にケアが必要です. 口の機能が衰えたことに加え，口の中が不潔であると，肺炎発症の危険が大きいのです.

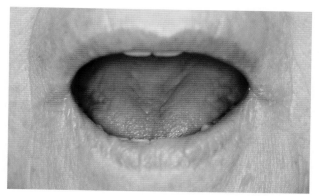

ドライマウスに伴い，カンジダ性口角炎を発症したケース. ひび割れしやすく，自然治癒しにくいのです. ステロイド軟膏を塗布し続けているケースが多く，注意が必要です. 抗真菌薬が効きます.

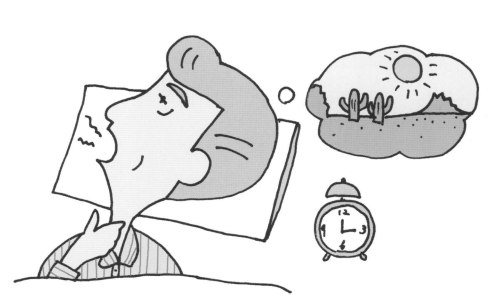

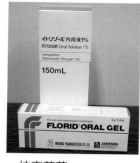

抗真菌薬

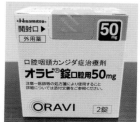

口腔粘膜付着型
口腔咽頭カンジダ治療薬

2 口がかわく原因は？

なぜ，口がかわくのでしょう？

その原因のうち，最も多いのが薬の副作用とストレス，筋力低下・老化です．さらに，糖尿病，脳血管障害，シェーグレン症候群などの疾患や，放射線治療が原因となっている場合があります（これらが原因になる場合に関しては，38 ～ 43 ページにくわしく解説してあります）．また，それらが複合していれば，いっそう症状が出やすくなります．

まず，ご自身で，思い当たることがないかどうか，考えていただくために，上に記した 4 つの原因以外について，整理してみましょう．

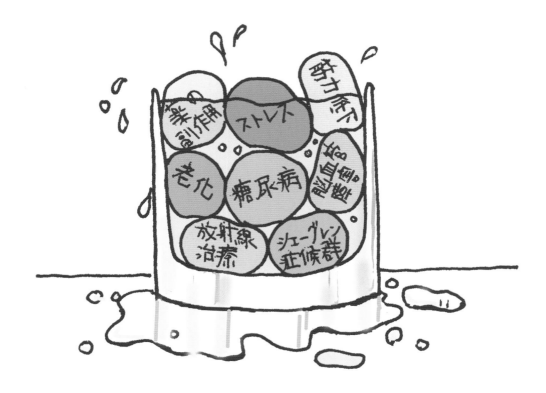

　　　身体の中の水分バランス：ドライマウスとなる原因が複合すると，症状が
　現れやすくなり，またその程度もひどくなりがちです．
　　できるだけ原因が大きくならないように対応したいものです．

唾液が出にくくなる三大原因

●薬の副作用

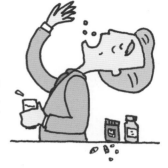

睡眠薬，抗不安薬，抗うつ薬（SSRI），抗アレルギー薬（抗ヒスタミン薬など），風邪薬（消炎酵素薬など），花粉症に対する薬などは，ドライマウスを引き起こします。胃酸を抑える胃薬（H_2 ブロッカーやプロトンポンプ阻害薬）や，頻尿を抑えるための抗コリン薬もそうです。降圧薬（カルシウム拮抗薬）や不整脈に対する薬，骨粗鬆症に対する薬，抗がん薬や免疫抑制薬にもドライマウスを引き起こすものがあります。46 ページに，「口がかわく」という副作用をもつおもな薬剤を列記しました。

ただし，ご自分の判断で治療薬を飲むのを止めないでください。必ず主治医との相談が必要です。減量したり，同じような効能の薬に変えてもらえる場合もありますが，ドライマウスよりも病気の治療を優先しなければならない場合もあるからです。

また，酒類や麻薬や覚醒剤も，ドライマウスを引き起こします。

●ストレス

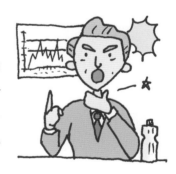

人はストレスを感じると口やのどにかわきを覚えます。大勢の聴衆の前で話をする人のために，水差しが用意されるのもそのためです。

唾液を分泌する唾液腺は「自律神経」に支配されています。緊張すると，交感神経が優位になり，サラサラとした唾液の分泌を止め，ネバネバとした唾液を少し分泌します。口の中が粘つくのはそのためです。リラックスした状態では，サラサラした唾液が多く出ます。スポーツや仕事をやり終えたとき，温泉に入ったり，映画を見たり音楽を聴いたりなど，心がくつろいでいるときには，サラサラの唾液なのです。

●筋力低下と老化

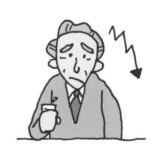

老化も唾液分泌を低下させるとされており，「口がかわくのは年のせい」といわれたことのある方も多いかと思いますが，本当にそうなのでしょうか？　外来診察をしていて気づいたことは，唾液分泌の良好な高齢者も大勢おられるということです。

サルコペニア（筋肉量の減少）は 30 歳ごろから始まり，生涯を通じて進行し，筋力が低下します。唾液腺は筋肉に囲まれていて，その刺激を受けて唾液を分泌しているため，筋力低下は直接，唾液の減少につながります。

また，筋力低下した舌が重力により下がるため，就寝時に舌が気道を閉塞すると口呼吸が進み，ドライマウスが生じます。

老化により唾液腺も萎縮するのかもしれませんが，私は年齢よりもむしろ筋力低下が大きな原因だと思っています。しっかり食べるなどして，筋肉量の減少を予防すれば，高齢者でも十分に唾液が出ると考えています。

3 唾液の役割 / 唾液は働きもの

　ドライマウスは，主として「唾液が出ないこと」により起こります．
　そこで，まず「唾液」について，学んでみましょう．

　唾液は，食べる，飲む，話すといった人間にとって欠かすことのできない機能を営むうえで重要な役割を果たしています．さらに，抗菌作用，消化作用，粘膜保護作用，中和作用，修復作用など，重要な仕事をしているのです．

●抗菌作用

　口は空気や食物などの入り口であり，常に外界の雑菌にさらされています．唾液には，細菌増殖を抑える「抗菌作用」があります．うまく作用しないと，むし歯や歯周病にかかりやすくなるだけでなく，口からの細菌感染により，風邪を引きやすくなったり，気管支炎や肺炎を起こすこともあります．

●消化作用

　ごはんやパンなどのデンプンを糖に変える「消化作用」もよく知られている唾液の効用です．唾液中に含まれるアミラーゼという酵素が，デンプンを分解して麦芽糖に変え，体内に吸収しやすくしてくれるのです．よく噛みしめて唾液で消化することは重要で，ここでの消化が進まないと胃に負担がかかることにもつながります．

●粘膜保護作用

　唾液には「ムチン」というネバネバとしたタンパク質が含まれています．納豆やオクラに含まれるネバネバ成分と同じものです．フランスパンやクッキーのような硬い物が接触しても傷がつかないように，口の粘膜をコートしているのです．ムチンが少なくなると，口に傷がつきやすくなります．

●食塊形成作用

　水だけでは食べ物をまとめることができず，誤嚥してしまったご経験のある方もおられると思います．前述したように，唾液の粘り気であるムチンがうまく働くと，食塊がまとまりやすく，気管のほうへ流れずに，食道の入り口に入り，嚥下がスムーズになります．唾液のムチンは，食塊形成，摂食嚥下に重要な働きをしていて，少なくなると誤嚥の原因にもつながります．

●中和作用

　食後にゲップが出て，酸っぱい胃酸を感じたことはありませんか？　胃の粘膜は強い胃酸に対しても安定で，食物の消化を行っていますが，口や食道の中は，もともと中性で酸に対しては強くありません．唾液は天然の胃薬のような作用があり，胃酸を中和することができます．また，むし歯の菌が産生する酸を中和することも知られています．唾液が少なくなったり，なんらかの原因で胃酸の逆流が起こると，食道や喉の粘膜を痛めたり，歯を溶かすこともあります．

●修復作用

　唾液には，傷を治す上皮成長因子（EGF）や，脳神経の老化を防止する神経成長因子（NGF）などが含まれていますが，これらは口の中だけでなく，身体全体を守る意味でも重要な役割を果たしています．EGF は，上皮細胞の成長を促進させる働きがあり，1986 年のノーベル賞で脚光を浴びたことで有名になり，最近ではアンチエイジングに効果があるということで，化粧品にも加えられています．動物が傷口をなめるのは，抗菌作用だけではなく，修復を促進させる働きも関連していると考えられています．また，NGF は，神経細胞の分化，維持に関与しています．海外ではアルツハイマー型認知症の治療へ応用する研究も進められています．

　唾液が少なくなると，口の傷が治りにくくなり，神経の回復が遅くなることにもつながってきます．

　このように，唾液は単なる水ではなく，身体の機能維持に重要な働きを有しているのです．

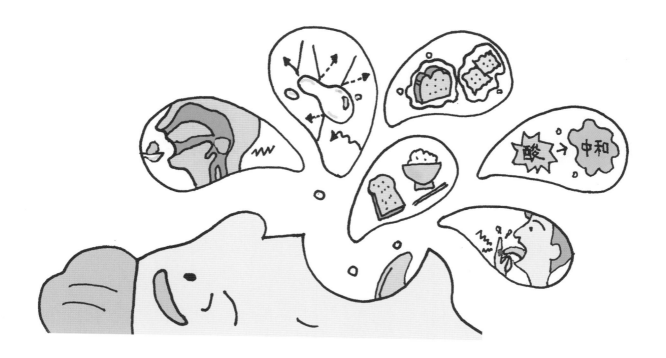

4 ドライマウスで辛かったら……/歯科で相談してみてください

　唾液が出ない，少ないときには，どうしたらよいのでしょう？

　よくある患者さんからの問い合わせとして，「どの病院に行ったらよいのかわからない」「どの科で診てもらったらよいのかわからない」というのがあります．

　迷った末に，耳鼻咽喉科や内科を受診される場合が多いようです．耳鼻咽喉科はのどの病気を診てくれるので，口のかわきにも対応できると思うのでしょう．また，なんでも診てくれる内科なら，「なんとかしてくれるのでは……」と思われる方が多いようです．

　けれども，口の粘膜の病気や唾液腺を専門とする耳鼻咽喉科の医師であったり，ドライマウスに関心をもつ内科の医師に出会えればよいのですが，実際はほとんどいません．

　私の知人が内科に行ってドライマウスの辛さを訴えたときも，「年のせいだから我慢してください．水やお茶を飲むようにして，口の中を潤してください」というようなことしかいってもらえなかったそうです．

　もっと関心をもっていただいて，「口をあけてください」といって舌を診るときに，かわき具合を気にして，薬を考えてくれるようになってほしいと願っているのですが……．

　現状では，私は，まず歯科での受診をおすすめしたいと思います．

　口の乾燥を感じて，生活に不便を感じたら，まず歯科に行って訴えてみてください．

　歯科医師のすべてが適切に相談に応じてくれるとはかぎりませんが，近年，ドライマウスについて関心をもつ先生方が増えつつあります．また，歯科衛生士の方々も，ドライマウスについての知識と関心をもっています．これは患者さんにとっては朗報だと思います．

　少なくとも歯科では，誰もが唾液に関心をもっていますし，「かわいて辛い」ということに，敏感に対応してくれるはずです．

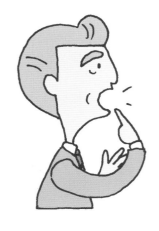 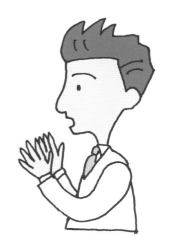

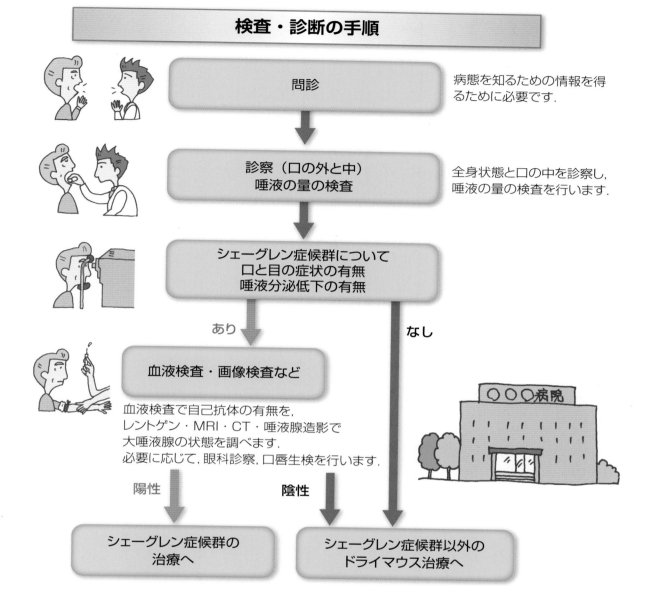

検査・診断の手順

問診 — 病態を知るための情報を得るために必要です.

↓

診察（口の外と中）
唾液の量の検査 — 全身状態と口の中を診察し,唾液の量の検査を行います.

↓

シェーグレン症候群について
口と目の症状の有無
唾液分泌低下の有無

あり↓　　　なし

血液検査・画像検査など

血液検査で自己抗体の有無を,
レントゲン・MRI・CT・唾液腺造影で
大唾液腺の状態を調べます.
必要に応じて,眼科診察,口唇生検を行います.

陽性↓　　　陰性↓

シェーグレン症候群の
治療へ　　　シェーグレン症候群以外の
ドライマウス治療へ

●ドライマウスの検査・診断

　私たちの「ドライマウス外来」では，ドライマウスの治療に当たる前に，まず問診を行います．病状を理解するための情報として重要だからです．

　原因別に治療法が異なってくるため，いつごろから，どんなふうになったのか，全身的な病気と飲んでいる薬の種類，どんなことが一番辛いのかといったことをお聞きします．

　ドライマウスの検査としては，まず，お口の中の状態を診て，次に安静時の唾液分泌量と刺激時（ガム咀嚼時）の唾液分泌量を調べます．

　シェーグレン症候群や放射線治療により唾液腺が破壊された場合とそれ以外の原因の場合とでは，対応法が異なりますし，要介護者のドライマウスも特別なケアが必要なので，必要な検査をします．

　検査によって原因がわかれば，次には適切な対応を考えるということになります．

●ドライマウスの診療手順

　ドライマウスは複数の原因が重なって生ずる場合が多いため，できるだけ正確に原因調査をすることが必要です．

　ある程度の状況を判断した後に，以下のような治療方針をとります．

①　原因除去ができそうな場合は，できるだけ原因を除去する．

②　原因除去が困難そうな場合は，対症療法．

③　原因除去ができるかもしれないものは，運動，ストレス解消などを含めた生活指導．

　これらを行うには，他科との連携が必要で，主治医との相談をすすめたり，こちらから紹介状を書く場合もあります．

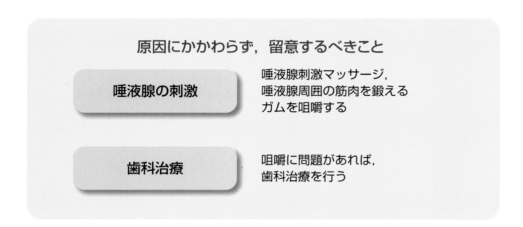

原因にかかわらず，留意するべきこと

唾液腺の刺激	唾液腺刺激マッサージ， 唾液腺周囲の筋肉を鍛える ガムを咀嚼する
歯科治療	咀嚼に問題があれば， 歯科治療を行う

　ドライマウスに伴い生ずる粘膜障害に対しては，含嗽薬（がんそう）（うがい薬），軟膏，あるいは内服薬によってトラブルに対処します．また，唾液が減るとむし歯や歯周病になりやすいので，適宜，治療やクリーニングを行います．

　処方薬を使う場合，シェーグレン症候群や放射線治療後のドライマウスに対しては，ムスカリン受容体（M3）を刺激する唾液腺分泌促進薬を用いる場合があります．

　心因性のドライマウスには，心療内科的な対応が必要となり，精神科や内科主治医と連携して治療を進める場合もあります．

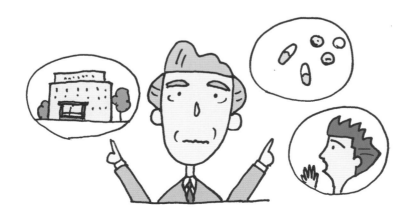

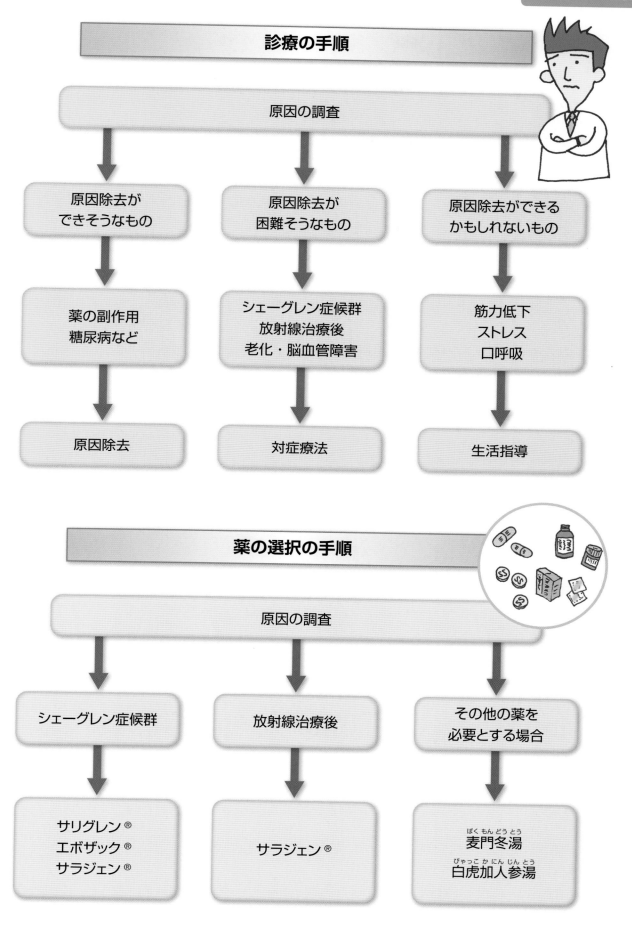

診療の手順

原因の調査

- 原因除去が
できそうなもの
  - 薬の副作用
糖尿病など
    - 原因除去

- 原因除去が
困難そうなもの
  - シェーグレン症候群
放射線治療後
老化・脳血管障害
    - 対症療法

- 原因除去ができる
かもしれないもの
  - 筋力低下
ストレス
口呼吸
    - 生活指導

薬の選択の手順

原因の調査

- シェーグレン症候群
  - サリグレン®
エボザック®
サラジェン®

- 放射線治療後
  - サラジェン®

- その他の薬を
必要とする場合
  - 麦門冬湯（ばくもんどうとう）
白虎加人参湯（びゃっこかにんじんとう）

5 新型コロナウイルス感染症と ドライマウス

　ドライマウスは新型コロナウイルス感染症（COVID-19）の感染リスクを高めると同時に，COVID-19 はドライマウスの症状を悪化させます．10 ページに記載したように，唾液の抗菌作用は，むし歯や歯周病だけでなく気管支炎や肺炎を防いでくれます．ドライマウスになると，新型コロナウイルス（SARS-CoV-2）などの病原体も侵入しやすくなります．

　最近の研究では，SARS-CoV-2は相手の細胞の受容体ACE2（アンジオテンシン変換酵素2）に結合して感染することが知られています．当初，COVID-19 は肺炎のイメージがあり，ACE2は肺や気管支に多く存在することが想定されました．しかしながら，私たちや海外の研究から，ACE2は腸や腎臓に多く存在し，心臓や唾液腺の導管上皮に ACE2 タンパク質が存在することがわかりました．

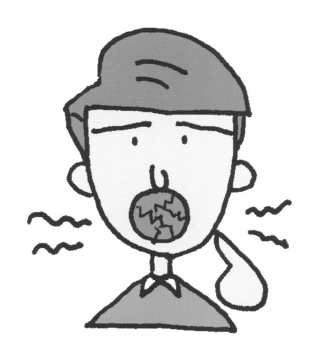

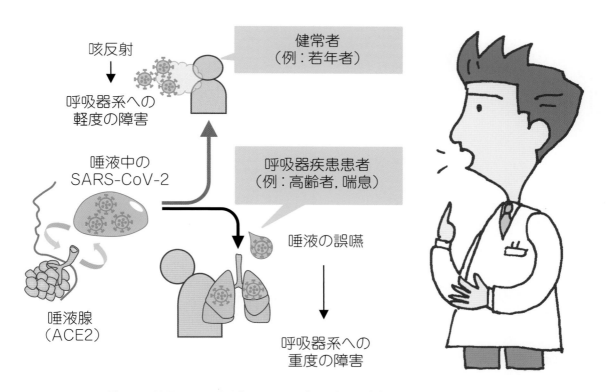

咳反射

呼吸器系への
軽度の障害

唾液中の
SARS-CoV-2

唾液腺
（ACE2）

健常者
（例：若年者）

呼吸器疾患患者
（例：高齢者，喘息）

唾液の誤嚥

呼吸器系への
重度の障害

Usami Y, Hirose K, Okumura M, Toyosawa S, Sakai T: Immunohistochemical detection of ACE2 in human salivary gland. Oral Sci Int, 18（2）：101-104, 2021. より改変

　本結果より，SARS-CoV-2 は肺に直接感染するケースと唾液腺に感染するケースが考えられるようになりました．すなわち，健康な若年者の場合は，無症候感染として治癒するまで飛沫を拡散し，高齢者や呼吸器疾患の患者さんは，感染した自らの唾液を誤嚥（不顕性・顕性）により，呼吸器感染し，重篤化することになります．免疫機能だけでなく，口腔機能の差違により，症状の悪化が生じる可能性が示唆されました．COVID-19 は，呼吸器疾患だけでなく，口腔疾患の側面もあることが示されました．

6 あなたのドライマウスチェックシート

ドライマウスのチェックシート

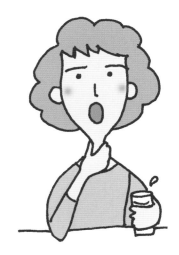

☐ 口がかわく（唾液が出ない）

☐ 口がかわいて話しにくい

☐ 食事のときに飲み物が必要

☐ 夜間，水を飲むために起きる

☐ 舌がひび割れやすく，口角炎を起こしやすい

☐ むし歯や歯周病になりやすい

以上の該当項目が１つでもあれば，
ドライマウスの可能性があると考えられます.

COLUMN 唾液分泌の日内変動

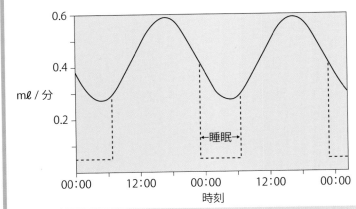

安静時唾液分泌速度の日内変動と23:00から7:00までの睡眠中の様相（点線部）

Dawes, C. : Rhythms in salivary flow rate and composition. Internat. J. Chronobiol. ,2 : 253 〜 279, 1972.

人は１日におおよそ１〜1.5ℓの唾液を出すとされています. けれども，１日中，いつも定量が出ているわけではありません. 人間の身体には体内時計があり，さまざまな器官が規則正しく活動しています. 唾液腺も同様に，日中には活発に唾液を分泌しますが，夜間には分泌量が減少するのです.

睡眠薬や精神安定薬，抗うつ薬などを服用している場合や，口で呼吸する傾向があるような場合は，どうしても夜間のドライマウスが強まる傾向にあります.

どんな症状があるのでしょう？

●口がかわく（唾液が出ない）

　ドライマウスを疑いますが，心因性・薬剤性の可能性もあります．

　唾液分泌検査を行い，実際に分泌機能が低下しているかどうかを評価する必要があります．

●口がかわいて話しにくい

　実際にかわいて話しにくい場合もありますが，脳血管障害や薬剤性，心因性による影響も考えられます．舌や口唇の動き，顎顔面領域の麻痺がないかを確認のうえ，内服薬や通院していた診療科での治療をよく確認すべきです．

●食事のときに飲み物が必要

　ドライマウスが原因なのか，しっかり咀嚼ができていないことが原因か，どこかに麻痺があるからなのかなど，原因をつきとめなくてはなりません．試験食を食べていただいて，食べ方を評価する場合もあります．

●夜間，水を飲むために起きる

　実際にはドライマウスで目を覚ます患者さんは少なく，たいていは尿意を催してトイレに行く際にドライマウスを自覚するようです．夜間のドライマウスは，睡眠中の鼻閉に伴う口呼吸や，入眠前の睡眠薬，抗不安薬，抗うつ薬，抗アレルギー薬，抗コリン薬，胃薬による副作用などが原因している場合が多いため，それらに対する対応が必要です．

●舌がひび割れやすく，口角炎を起こしやすい

　単に乾燥で舌炎や口角炎が生じている場合だけではありません．ドライマウスにより唾液が酸性になり，カンジダ症が進み，ひび割れや口角炎が出現していることも予測されます．

●むし歯や歯周病になりやすい

　口腔清掃が不良であるだけでなく，唾液減少に伴う自浄性の低下や，口腔内が酸性化してむし歯が進行している可能性も高いのです．ブラッシングやフロッシングはもとより，ガムやマッサージにて唾液分泌を促進し，自浄性を高めるか，保湿薬などを用いることにより，唾液の中和を促す必要があります．

7 ドライマウスへの対応法 / 薬を変える

　そもそも薬は，必要があって服用しているのですから，原則的にはドライマウスがあっても，飲むのを止めるというわけにはいきません．そこで，処方箋を書いている内科医などとの相談になるのですが，現在の状態をもう一度診断してもらって，薬の量を減らせないか，ドライマウスの症状の出ない薬に変更できないかを検討してもらいます．

　3～5種類程度のどうしても内服せざるをえない循環器系の薬剤や脳血管障害に関する薬剤に関しては，変更や減量が不可能な場合が多いと思います．その場合は，唾液腺を刺激するなどの対症療法がメインとなります．けれども高齢者の場合，過剰な服用をしている場合もよくみられます．薬を飲むことで，かえって健康を損ねてしまっては困ります．そのことについては，「⑪年齢の高い方の場合」（32ページ）を読んでみてください．また，副作用として「口渇」があげられている薬の一部を巻末（46ページ）に掲げました．ご参考になれば幸いです．

　不必要な薬を飲んでいないかのチェックをしてみることが大切なのです．
　複数の病院への通院，多数の薬を投与されている場合には，特に確認が必要です．必要な薬については，どのくらいドライマウスの状態が辛いか，改善の希望の度合により，主治医と相談するか，対症療法だけにするのかを決めることになります．患者さん自身のニーズによる検討が必要です．

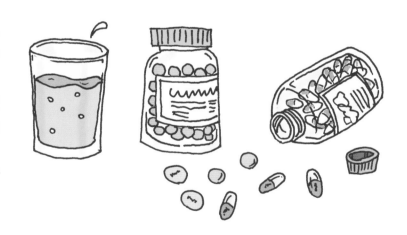

COLUMN　30種類の薬で重度のドライマウスに！

　先日来院された患者さんは，3ヵ所の診療所から合計30種類もの薬を処方されていました．薬の名前を確認したところ，同じような成分の胃薬，抗不安薬，降圧薬を5年もの間，必要な量の3倍服用してきたことがわかりました．これらの薬剤の中には，口がかわく副作用をもつものも多くありました．患者さんご本人は，主治医に処方されるまま，すべての薬剤を服用していたのだそうですが，残念ながら重度のドライマウスになっていて，とても辛かったのです．主治医と相談のうえ，同じ薬剤の場合は1種類に絞ってもらったところ，ドライマウスは軽減しました．
　こうした経験から，複数の医療機関に通院されている場合，投薬内容を確認する必要性を感じています．

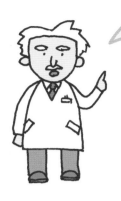

●内科の A 先生のご意見

　さまざまな病気をかかえた患者さんが受診され，その治療のために薬が必要になります．そして，薬の副作用を軽減するために，別の薬が必要になる場合もあり，最終的には，薬の数が多くなってしまいがちなのです．病気の症状の軽減をはかるために薬を投与することは必要なのですが，副作用に対する注意も必須です．

　複数の医院を受診されている患者さんの場合，同じような作用をもつ薬が重なって処方されている可能性もあるので，ときどきお薬手帳や薬剤情報の書類を確認することが大切です．

　超高齢社会といわれる現在，ドライマウスを生ずる可能性のある内服薬の種類や量を見直すことも必要だと感じています．

●泌尿器科の B 先生のご意見

　オシッコが近い，夜中に何度も目が覚める頻尿（ひんにょう）という診断で，内科主治医からお薬の処方を受けることがあると思います．オシッコが近くなる頻尿は辛いものです．

　一言に頻尿といっても，原因はさまざまです．精神的な理由から起こる場合，炎症や前立腺肥大，腫瘍を含めた病気が原因の場合，老化や筋力低下による場合など，理由が多種多様なので，当然，治療方法も多岐にわたります．思い当たる方は，是非，泌尿器を専門とされている医師に相談してください．

　最近では，さまざまな医療機関で，頻尿薬（抗コリン薬）を簡単に処方できるようになり，市販薬として販売もされています．抗コリン薬には唾液分泌を抑制する作用があり，ドライマウスになりやすいことが知られています．さらに，心因的な要素が高い場合，抗不安薬や睡眠薬の副作用で，ドライマウスになる場合もあります．

　これらの薬は，症状の緩和のために用いるものであり，生命維持にかかわるような薬ではありません．頻尿とドライマウスはいずれも辛い症状ですが，主治医とよく相談のうえ，辛さの度合を考えて，状況に合わせて薬を使う知識も必要です．

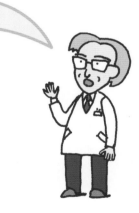

●耳鼻科の C 先生のご意見

　鼻づまりがあると，口で呼吸する口呼吸が進み，ドライマウスを認めることがあります．

　鼻づまりの原因としては，感染症（風邪や副鼻腔炎），鼻腔の構造的異常（鼻中隔彎曲症），アレルギー性鼻炎，血管運動性鼻炎，肥厚性鼻炎などがあげられます．口呼吸を改善するためには，まずこれらの病気の治療が必要となります．

　また，鼻づまりを治療するときに用いる抗アレルギー薬（抗ヒスタミン薬）や消炎酵素薬でもドライマウスが生じます．同様に市販の風邪薬でもドライマウスになります．まず耳鼻科を受診し，鼻でスムーズに呼吸できるように治療することが先決ですが，内服薬にも注意が必要です．

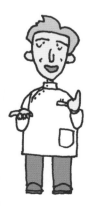

8 ドライマウスへの対応法/保湿剤を使う

　原因が何なのかにかかわらず，ドライマウスに対しては，保湿剤の使用をすすめています．サリベートという人工唾液スプレーであれば，病院で処方できるのですが，味にもバリエーションがなく，美味しいという方は数少ないように思います．キシリトール入りガムも，唾液の分泌に効果的ですが，歯のない方には適しません．キシリトール入りののど飴は，むし歯予防の点では優れているのですが，なめすぎると舌乳頭（舌の表面）を傷つけることもあり，注意が必要です．

　一般的には，患者さんの症状に応じて，保湿剤を配合した洗口液，ジェル，スプレー，人工唾液などを試していただきます．さまざまな会社から保湿作用をもった製品が発売されています．キシリトール入りのものがほとんどですが，風味もさまざまで，ヒアルロン酸などの保水力のあるムコ多糖が含まれるものも多くなりました．保湿作用のあるものであれば，どれでもよいのです．私たちはこれらの作用に期待するのではなく，マッサージのための潤滑剤として使います．

　これらの商品，特に保湿ジェルを使うときは，まず，うがいをするか，水やお茶でお口を潤してください．いきなり，ジェルを舌の上に乗せて口の中で転がすようにして，それを飲み込んでしまうという方も多いようですが，効果的な使い方とはいえません．
　女性の場合，化粧品をつける場合をイメージしてみてください．まずは化粧水などで肌が潤った状態にしてから，ファンデーションをつけるでしょう？　口の中も同じで，かわいた状態で吸水作用のあるジェルをつけると，ジェルは水分をキープする性質をもっているので，かわいた口の粘膜から水を吸って，いっそうかわいた状態にしてしまい，思ったような効果が得られないこともあるのです．

　お口を潤したら，しっかりとマッサージしてください．ジェルをつけるだけでは効果は限られます．マッサージによって唾液腺を刺激して，天然の保湿剤である唾液で口腔粘膜をコートすることが大切です．マッサージの方法については，次項をみてください．

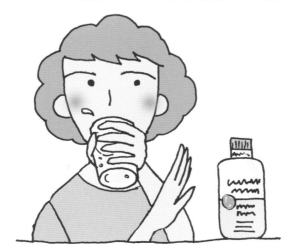
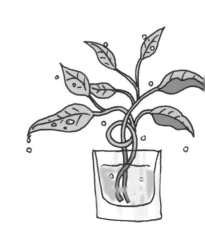

保湿ジェル

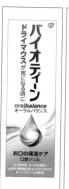
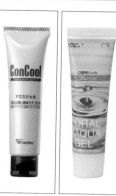
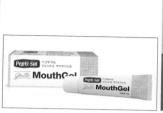
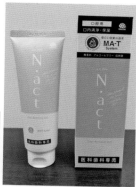

左から
- バイオティーン オーラル
バランスジェル（GSK）
- コンクール マウスジェル
（ウエルテック）
- オーラルアクアジェル
（GC）
- ペプチサル ジェントル
マウスジェル（T＆K）
- N.act オーラルリムーバ
ルジェル（アース製薬）

保湿スプレー

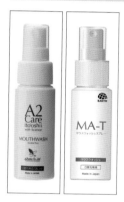

左から
- A2Care マウスウォッシュ
（エーツーケア）
- MA-T マウスウォッシュ
スプレー（アース製薬）

保湿リンス

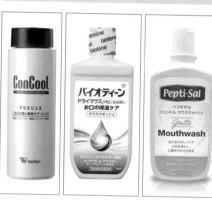

左から
- コンクール マウ
スリンス（ウエル
テック）
- バイオティーン
マウスウォッシュ
（GSK）
- ペプチサル
ジェントル マウス
ウォッシュ（T＆K）

スポンジブラシ

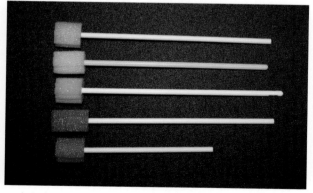

上から
- カワモトハミングッド K（川本産業）
- マウスピュア口腔ケアスポンジ プラスチック軸（川
本産業）
- バトラースポンジブラシ（サンスター）
- DenTips（MEDLINE）
- ピンキーネオ 口腔ケア用スポンジブラシ（大野産業）

柔らかい歯ブラシ

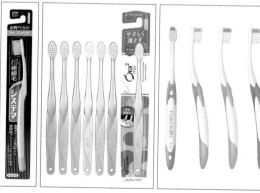

左から
- デンターシステマ コンパクト 4列 やわらかめ A33（ラ
イオン）
- オーラツーミー ハブラシ ミラクルキャッチ 超やわら
かめ（サンスター）
- ルシェロ歯ブラシ B-20M/S picella！（GC）

9 ドライマウスへの対応法 /
唾液腺・口腔粘膜マッサージ

唾液腺・口腔粘膜マッサージは，大阪大学歯学部附属病院のドライマウス外来で積極的に取り入れている，私たちの実践から生みだした方法です．唾液腺・口腔粘膜マッサージを続け，直接唾液腺を刺激すると，重度のドライマウスの方であっても，唾液分泌を再開し，自覚症状が軽減することを数多く経験しています．

唾液腺マッサージについては，いろいろな方法が紹介されていますが，頬や顎，首のあたりを刺激するものがほとんどです．しかし，解剖的な知識をもたずに顎下腺周辺の頚部をむやみに押さえるのは，脳梗塞などを誘発する恐れもあり，おすすめできません．なぜなら，頚動脈プラークの蓄積度から脳梗塞発症を予知できることが示唆されているからです．特に脳血管障害後の要介護者の顎下腺マッサージには注意が必要です．

そのため，比較的安心で，軽い刺激でも反応する唾液腺・口腔粘膜マッサージをおすすめしたいのです．

唾液腺・口腔粘膜マッサージには，特別な技術も器具もいりません．

ただ，少しだけ口の中についてその構造を理解していただきたいのです．そして，手のひらと指を使い，正しく唾液腺を刺激して，活性化を試みてください．

ドライマウスで辛い思いをされている方，要介護の方だけでなく，**Lesson 3** はご自分のお口を美しくきれいに健康に保ちたいと思われる方々にもおすすめです．というのは，女性週刊誌などにシワをとる方法として口輪筋を刺激することの効用が書かれていますが，それと考え方は同じだからです．口輪筋に刺激を加えると，口唇から周囲にかけての筋肉が鍛えられ，ボリュームが増えるので，小鼻から口角に向かって走るシワである鼻唇溝（いわゆる豊齢線）が浅くなり，若々しい顔つきになることが期待できるのです．

筋肉を鍛えて，唾液を出して，若返る……，一石二鳥だと思いませんか？

また，アナウンサーや声優さんが受診したときに同じ方法を指導したところ，リップノイズ（唇から発する雑音）の改善と予防にも効果があったそうです．

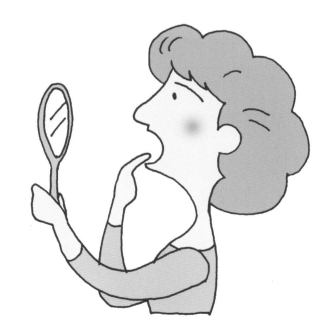

唾液はどこから出るのか？

　まず，マッサージをする前に，どこから唾液が出るかを学んでください．そうすれば，効果的にマッサージすることが，意外に簡単なことがわかると思います．

　唾液腺には，耳下腺，顎下腺，舌下腺という大唾液腺と，口腔内の粘膜下に多数の小唾液腺が存在します．唾液は腺房と呼ばれるブドウの房のような形をした部分で作られ，導管を通って分泌されます．大唾液腺も小唾液腺も，その基本的な構造は同じであり，多数の小さな導管と腺房からなる枝分かれ構造となっています．

●大唾液腺

　最大の唾液腺である耳下腺は漿液腺であり，いわゆるサラサラの唾液を分泌します．図のように頬部に存在し，上の奥歯（第二大臼歯）付近の頬粘膜にある耳下腺乳頭というところに出口があります．

　顎下腺は，漿液腺と粘液腺（ネバネバとした唾液）の混合腺で，少し粘度のある唾液を分泌します．顎の下に存在し，ワルトン管という管を通して，舌の下の小さいふくらみである舌下小丘に出口があります．

　舌下腺も顎下腺と同様に混合腺で，粘度のある唾液を分泌し，舌の下にあって，舌下小丘とその付近の舌下ヒダに出口があります．

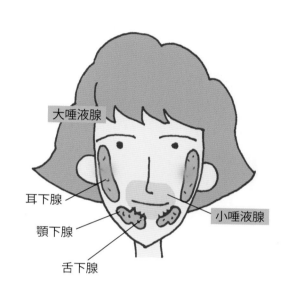

大唾液腺

耳下腺

顎下腺

舌下腺

小唾液腺

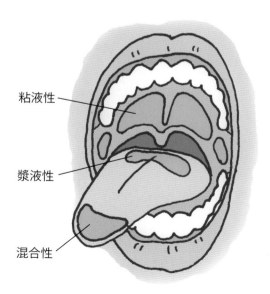

粘液性

漿液性

混合性

●小唾液腺

　小唾液腺は口腔内に広く分布し，それぞれの腺の上の粘膜から分泌しています．

　部位別に代表的な名称があります．たとえば，口唇腺は口唇の粘膜に唾液の出口があり，口唇をめくってみると分泌した水滴状の唾液が見えることがあります．頬腺は頬粘膜，口蓋腺は口蓋の粘膜，前舌腺は舌尖の下にあります．エブネル腺は舌にあるブツブツとした有郭乳頭を取り巻く溝と，葉状乳頭の間にあります．

　歯と歯肉以外の粘膜のいたるところに，小さな唾液腺が存在しています．

Lesson 1　所要時間─約２分

　用意するものは保湿ジェルだけです．ご自身の指を用いて行います．

　口の粘膜は繊細なので，爪で傷をつけないように，爪の処理や手洗いをていねいに行ってから始めてください．リウマチの患者さんなど手先が思うように動かない方の場合は，スポンジのついたブラシや毛先のごく柔らかい歯ブラシを用いてください．

① うがいなどをして，十分に口の中をしめらせます．

② 保湿ジェルを人差し指あるいは中指の先に少し取ります（1〜2cm 程度）．

③ 舌の表面，舌背をゆっくりとマッサージします．

④ 舌の奥，付け根のところにも小唾液腺があるので，刺激するつもりでマッサージします．

　嘔吐反射の強い方は，無理をしない程度の強さでよいのです．1回に5〜10秒ぐらいかけて，2〜3回繰り返してください．乾燥で舌の表面が固くなっている場合は，10回ほど繰り返してもよいでしょう．

⑤ 口蓋部（上顎の内側）には，口蓋腺という小唾液腺があります．口蓋部もゆっくりとマッサージします．口蓋も，1回に5〜10秒ぐらいかけて，2〜3回繰り返してください．

⑥ 舌の下には舌下腺があり，舌下小丘と舌下ヒダという唾液腺の開口部があります．この付近をていねいにマッサージします．

　舌と口蓋が接触して，ピタッとひっつく感じからドライマウスを感じることが多いため，これらの刺激で軽減される方も多いと思います．いかがでしょうか？ すこしは症状が軽くなりましたか？

❶ うがいなどをして，十分に口の中をしめらせます

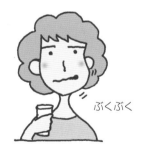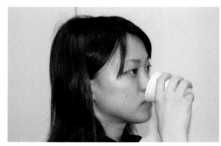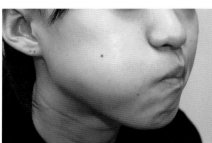

❷ 保湿ジェルを人差し指あるいは中指の先に少し取ります（1〜2cm 程度）

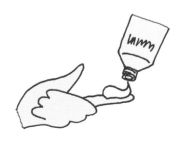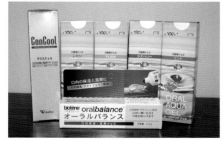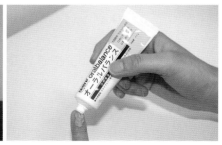

❸ 舌の表面，舌背をゆっくりとマッサージします

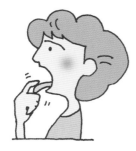 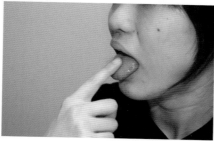 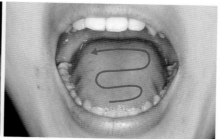

❹ 舌の奥，付け根のところにも小唾液腺があるので，刺激するつもりでマッサージします

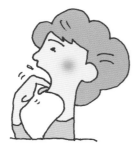 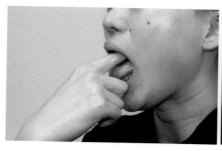 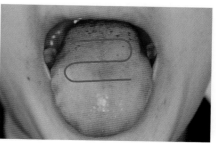

❺ 口蓋部もゆっくりとマッサージします

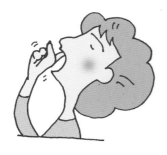 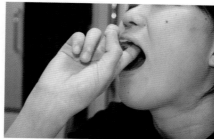 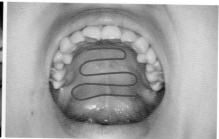

❻ 舌の下の部分をていねいにマッサージします

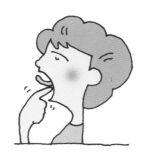 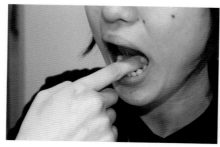 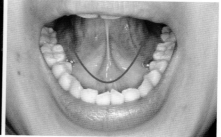

Lesson 2　所要時間—約2分

　頬粘膜には，耳下腺乳頭部という唾液腺開口部や，頬腺などの小唾液腺があります．左手で頬部から耳下腺を押すようにして，右手で頬粘膜をマッサージします．反対側も同じようにマッサージします．耳下腺からは漿液性のサラサラとした唾液が出るので，ていねいに刺激してください．1回に10〜20秒ぐらいかけて，5〜6回繰り返してください．ドライマウスの症状が強い方は，回数を増やして行ってもかまいません．

● 耳下腺を押さえながら，頬粘膜をゆっくりとマッサージします

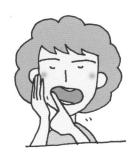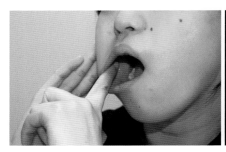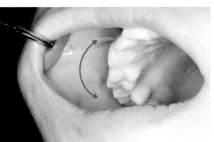

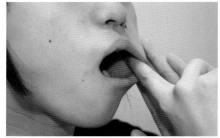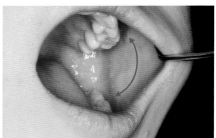

COLUMN　　**継続することが大事／患者さんの声から**

　「先生に指導していただいて，自分で毎日マッサージをするようになりました．以前，口がかわいて夜中に必ず何度も目が覚めて眠れなかったのですが，マッサージを覚えてから朝まで我慢できるようになりました．実は，いまでは睡眠薬も胃薬も飲んでいません」

　「シェーグレン症候群のため，しょうゆやカレーが舌にしみて痛くなり，食べられなかったのですが，自分の病気のことを理解して対症療法を覚えたら，好きな物を食べられるようになりました．3年ぶりに友人と旅行に出かけて，美味しい物を食べてきました」

　患者さんからのこんな感想をいただいています．もちろん，病状の程度により治療に苦慮するケースもたくさんありますが，なんらかの効果はあるので，信じて継続することが大切です．

　保湿剤は唾液の成分を参考に作られています．いままでにご紹介した唾液の重要な作用を補っているとイメージしながら使用してください．

Lesson 3　所要時間—約1分

　上下口唇には口輪筋という筋肉があります．口輪筋と粘膜の間に口唇腺があるので，小唾液腺を1つずつ刺激するつもりで，唇と歯の間（口腔前庭）に指を入れて，上下それぞれを30秒間ほどかけて，ゆっくりとマッサージします．かわいて唇がひっつくような方には効果的です．

❶ 上口唇を内側からゆっくりとマッサージします

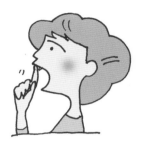 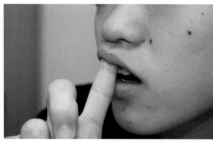 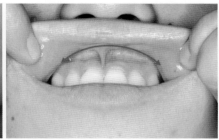

❷ 下口唇を内側からゆっくりとマッサージします

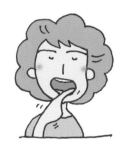 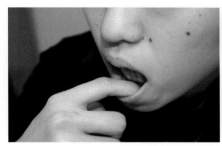 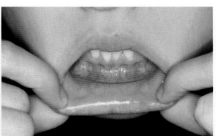

　このようにマッサージをしていくと，唾液分泌を自分で感じられるようになります．
　食後や就寝前に，うがいをして口を潤してからこのマッサージをするようにします．

　唾液腺の障害によるドライマウスに対しては，唾液腺組織を根本的に回復するような治療法は開発されていないのが現状です．患者さんによって効果は異なりますが，口腔粘膜のマッサージは簡単で有効な方法なので，是非実践されることをおすすめします．

　「美顔マッサージ」が流行していますが，口の中を刺激して唾液を分泌させ，若々しく健康な表情をつくる「美口マッサージ」としても，意義があると思います．多くの方々に普及することを願っています．

10 MA-T を用いたドライマウスに対する口腔ケアについて

　MA-T は，Matching Transformation System の略称で，日本語では「要時生成型亜塩素酸イオン水溶液」と表記されています[10]．オール国産の新しい技術から生まれた MA-T は，欧米で水道水の消毒に利用されている亜塩素酸イオンが主成分となります．

　MA-T の優れた点は，亜塩素酸イオンから有効成分である水性ラジカル（二酸化塩素ラジカル）を必要なときに必要な量だけ生成することです．普段は水とほぼ同じ性質をもちながら，細菌やウイルスなどが存在すると水性ラジカルが必要量だけ生成され細菌やウイルスを攻撃します．さらに水性ラジカルが常に一定の濃度となるように，亜塩素酸イオンから消費された量だけ水性ラジカルが供給されます．なお，水溶液中の水性ラジカルは極めて濃度が低く，人体への影響はほとんどないことが確かめられています．

　MA-T の仕組みについて学術的な議論をする場を提供しようと，2022 年 3 月に MA-T 学会が設立されました．MA-T の理解を深め，技術革新や研究開発，社会実装を目的としています．日本 MA-T 工業会ホームページでは，MA-T の作用についてわかりやすい動画が無料公開されています[11]．

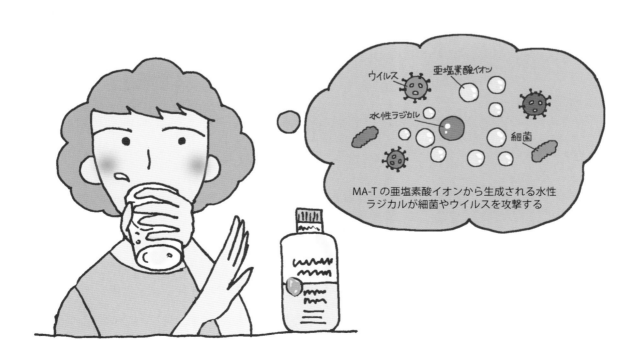

MA-T の亜塩素酸イオンから生成される水性ラジカルが細菌やウイルスを攻撃する

一般的な除菌方法としてアルコール除菌と塩素系除菌がありますが，いずれも効果の持続性や安定性に課題がありました．一方，MA-Tは「必要なときに，必要な量だけ反応が起きる」という特徴によって，除菌成分が常に一定量生成されるように制御されています．人体に影響がなく引火性や腐食性もないため安全で長期保存可能です．

SARS-CoV-2 に 1 分間作用させたときの細菌の減少率

	濃度（ppm）	減少率（%）
70%エタノール		99.98
MA-T	50	99.98
	100	99.98
	150	99.98
	500	99.98

その特長を明確にするために，従来の消毒薬や除菌剤であるアルコール，次亜塩素酸水，次亜塩素酸ナトリウムとMA-Tを比較しましたが，安全性と高い効果を見事に両立しています．SARS-CoV-2も1分で不活化可能です．こうした特長から，MA-Tは国内線航空機ほぼすべてとホテルなどの宿泊施設で利用されています．

従来の消毒薬や除菌剤との比較

	MA-T	アルコール	次亜塩素酸水	次亜塩素酸ナトリウム
除菌効果	◎	○（スプレー使用には不向き）	○（有機物が存在しない場合に限る）	○（有機物が存在しない場合に限る）
消臭効果	◎（無臭）	×（アルコール臭）	△（弱い塩素臭）	△（塩素臭）
抗菌効果	○	×	×	×
安全性	◎	△（肌荒れ，引火性）	○（除菌消臭効果が低い）	×（使用には注意が必要）
皮膚刺激	無	有	無	有
可燃性	無	有	無	無
腐食性	無	有	有	有
保存	◎	△（揮発性）	×	△

持続性や安定性に優れているだけでなく，MA-Tは口腔内の汚れとして喀痰・剝離上皮・血餅等のバイオフィルムを柔らかくして除去しやすいこと，汚れの再付着を抑えることが報告され，MA-T含有のマウスウオッシュやマウスジェルが発売されています．ドライマウスに対する保湿管理だけでなく，むし歯，歯周病，口腔カンジダ症を含めた感染症対策等，これからの新時代の口腔ケア用品に期待したいと思います．

11 年齢の高い方の場合 / 薬・睡眠・筋力

●不必要な薬まで飲んでいませんか？ / チェックしてみてください

　高齢者の場合，なんらかの病気をもっていて，何種類もの薬剤を服用している方が多いことと思います．2009年度大阪大学歯学部附属病院ドライマウス外来で，60歳以上の初診の患者さんの内服薬の種類を調査したところ，62人中47人がなんらかの薬剤を内服しており，その数は平均4.5種類でした．

　薬の種類は，1位：降圧薬，2位：抗不安薬，3位：胃薬，4位：睡眠薬，5位：脂質異常症治療薬，6位：骨粗鬆症治療薬でした．

　前述したように，多剤服用に伴う薬剤の副作用が出現します．文献によると，5種類以上の薬剤を内服する場合の副作用出現率は，4種類以下の場合に比較して著しく上昇することが知られています．

　高齢者は身体組成が変化します．すなわち，体重あたりの筋肉量が減少し，体脂肪率が高まることにより，実際の体重よりも薬剤の適応量が低下し，臓器の老化に伴い，代謝速度が低下することが知られています．

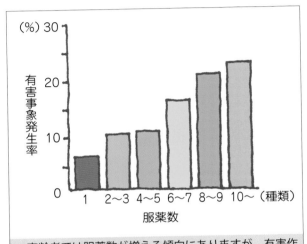

高齢者では服薬数が増える傾向にありますが，有害作用の頻度は服薬数に比例して増加するのです．

●筋力の衰えによるドライマウス / 積極的に口を動かし，若返りをはかりましょう

　前述したように，サルコペニア（筋肉量の減少）は30歳ごろから生涯を通じて進行し，筋力が低下します．唾液腺は筋肉に囲まれていて，刺激を受けて唾液を分泌しているため，筋力低下は，直接，唾液の減少につながります．また，筋力低下した舌が重力により下がり，舌が気道を閉塞すると口呼吸が進み，口腔乾燥が生じます．筋力を鍛えることにより，筋肉量の減少を予防すれば，高齢者でもドライマウスの進行を予防することができます．

　いわゆる「年のせい」というのは，単純に老化現象を示していることでしょうが，そうではありません．老化を受け止めて，的確に順応していない患者さんと医療従事者側の双方に問題があります．老化に伴う身体の変化に順応せずに，単純に薬剤の量を増やしたり，努力して筋力維持を行わないために，唾液腺の機能低下を推し進めてしまっている状況が悪いと感じています．

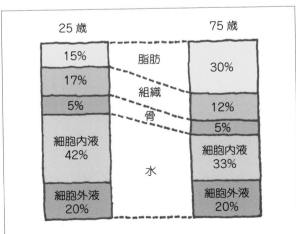

加齢に伴い筋肉量が減少し，体脂肪率が高まり，実際の体重よりも薬剤の適応量が低下します．

●睡眠／夜の睡眠時間が少なくても，意外に昼間に補っているものです

　高齢者の場合，睡眠の質も変化します．

　ヒトの睡眠は一生を通じて大きく変化します．幼児期には多くの「徐波睡眠」という深い眠りが出現しますが，加齢とともに減少し，高齢者では，中途での覚醒が増加し，睡眠の効率が大きく低下します．

　幼児期には，1日中頻回に寝たり起きたりする多相型睡眠パターンを示しますが，児童期になると，睡眠が夜間に集中する単相型睡眠パターンになり，昼間の仮眠がなくなります．

　高齢になると，夜間の睡眠を十分にとっていても，昼間に仮眠をとることが増え，再び幼児期と同様の多相型睡眠パターンをとるようになります．すなわち，高齢者は夜間に深い眠りをとることが自然に困難になってきます．

　けれども，夜間に眠りが浅くても，日中の昼寝で睡眠時間を補えば問題ありません．それなのに，「夜眠れない」と気にして睡眠薬を毎晩服用すると，ドライマウスが強くなります．最近，このような患者さんが増えてきたことは事実です．病院や医院で簡単に睡眠薬を処方できるのも問題点かもしれません．

　現在の医学では，身体に耐性を作らない夢のような「睡眠薬」は存在しません．一般に睡眠薬は脳の視床下部のGABA（人間の脳内に存在するアミノ酸の一種で，自律神経，ホルモン，免疫の機能を保つ働きがある）やドーパミン受容体に作用します．薬の服用を続けると，身体はそれらの受容体の数を増やします．そして結果的に，薬の量をどんどん増やさないと，「飲んでも効かない」ようになります．

　また，唾液腺の活動は自律神経系が担っており，副交感神経と交感神経の一次中枢はおもに視床下部の支配下にあります．視床下部に影響を与える睡眠薬・抗不安薬はドライマウスをもたらすことになります．すなわち，睡眠薬の量が増えても薬が効かなくなり，その副作用で口がかわくことになります．睡眠時間や睡眠パターンの個人差は非常に大きいので，個々人においての影響は多少違います．

　昔の生活を思い浮かべてみましょう．大昔に睡眠薬はなかったはずです．運動をして生活のリズムを一定にして，朝できるだけ日光にあたるなどの薬以外で対処する方法をおすすめします．

　このような健康法は何週間か続けないと効果が現れませんが，いったん効果が現れると，睡眠薬を飲んだときよりも，質のよい快適な睡眠がとれることも知られています．

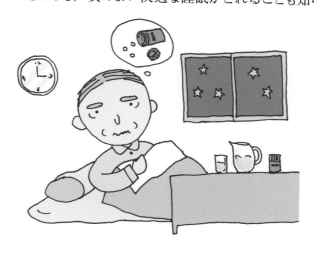

12 若い方の場合 /
ストレス・花粉症・うつ・開口

●ストレス

　若者のドライマウスが増えています．ストレスが蓄積すると交感神経が優位になり，ドライマウスの状態が続きます．

　若者を取り巻く環境が変わってきました．現在の複雑な社会情勢が常に若者にも緊張をもたらしているといえます．受験勉強やスポーツ競技のストレスからドライマウスを感じて，親とともに受診する若者が急増しています．

　楽しくスポーツをしたり，好きな音楽を聴いたり，リラックスした時間をもつことが大切です．

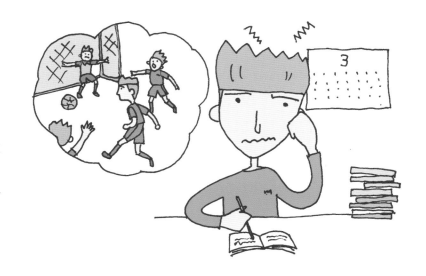

●花粉症

　私も花粉症をもっており，花粉が飛ぶ季節になるとどこかに避難したくなります．スギの花粉だけでなく，さまざまな植物がアレルゲンとなって，くしゃみ，鼻水，なみだが出やすい状況になります．大気汚染も原因の一つだといわれています．

　鼻が詰まると口呼吸を行う機会が増え，口がかわきやすくなります．また，それらのアレルギー症状を抑える薬も，ドライマウスを引き起こします．できれば，点鼻薬や点眼薬，マスクなどの局所に対する方法で症状を緩和できるとよいと思います．

　また，症状が悪化しないうちに，早目に予防対策をすることが大切です．

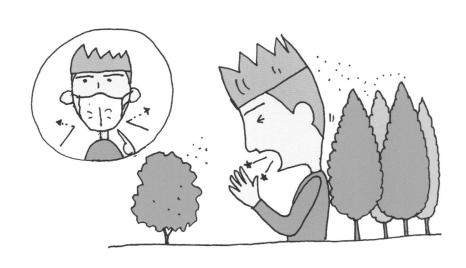

●うつ

うつは心の風邪ともいわれ，ストレス社会において，誰でもかかることのある病気の一つですが，SSRI（抗うつ薬）という薬の導入により，治療可能となってきています．

ストレスの項で述べたように，ストレスによっても口はかわくのですが，SSRIの副作用にも口渇があり，ドライマウスを引き起こします．

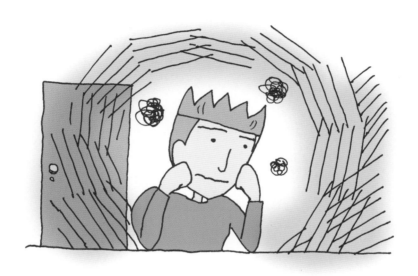

●開口

ポカンと口をあけたまま，ゲームをしている子どもを見かけることがあります．矯正治療でも問題になりますが，開口の習癖があるとドライマウスになりやすくなり，むし歯もできやすくなります．さらに，生活環境の変化や学校受験などがストレスとなって，ドライマウスを訴える子どもも増えてきています．

鼻をつまんで，10回ほど口で呼吸をしてみてください．口がかわくことを体感できるはずです．口を閉じて鼻で呼吸することは大切です．状況によっては，室内の加湿やネブライザー，マスクを用いることも必要となります．

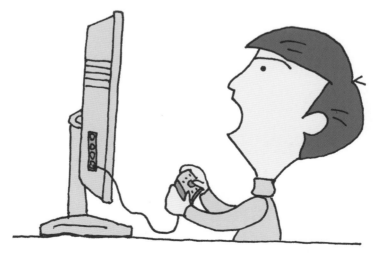

13 介護の必要な方の場合 / 口腔ケアが大切

●口から食べることができる要介護者の場合

　口から食べていると，口腔粘膜や唾液腺に対する刺激が加わるため，唾液分泌は比較的良好ですが，口腔ケアを怠ると，むし歯や歯周病だけでなく，気管支炎，肺炎の原因となります．食事時間以外では，薬剤の副作用や筋力低下から，ドライマウスが進行しやすいという点では高齢者全般と同様です．食べたら磨くという習慣を忘れずに，介護者にも心がけてほしいところです．

●胃瘻<ruby>ろう</ruby>や点滴から栄養摂取している要介護者の場合

　口から食べなくなると口の中は汚れにくいと思われるようですが，実際は，刺激時唾液の分泌も減少するため悪条件となり，ドライマウスも進みやすくなります．

　乾燥に伴い，剥離上皮や乾燥した痰が口蓋から咽頭部にかけて固まり，場合によっては，窒息を起こしかねないほどの汚れが蓄積することもあります．

　気管支炎や肺炎の原因となるので，口腔ケアの重要度がクローズアップされています．

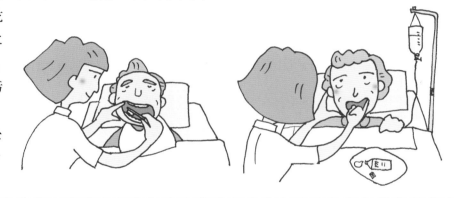

COLUMN　口腔内感染症 / 内因性と外因性

　口腔内感染症は，尿路感染症と同様に，身体の中でも比較的発生頻度が高いといわれていますが，口腔の常在菌が原因となって起こる「内因感染」と外来性の病原菌によって起こる「外因感染」があります．内因感染には，むし歯や歯周病，カンジダ症があげられ，外因感染としては，梅毒，結核などによる口腔症状やその他のウイルス性疾患があげられます．

　唾液が減少し，口腔乾燥と自浄性の低下が生ずると，口腔内が酸性に傾きます．真菌の一つであるカンジダは酸性状態で発育を繰り返す能力があり，唾液量低下による酸性化と関連しています．カンジダ症は高齢者によく見られる感染症の一つで，免疫抑制や内分泌障害，栄養障害，薬剤，唾液の性状変化などの影響で，おもに粘膜に常在する *Candida albicans* が過剰に増殖することで発症します．通常では危険性が低いのですが，免疫能が低下した場合，カンジダに伴う真菌性（カンジダ性）肺炎が重篤化すると治療は困難になります．さらに口腔機能が低下して，誤嚥が生じやすくなると，肺炎のリスクが高まることが予想されます．

　認知症が進んだり，誤嚥性肺炎が生じて，呼吸苦から口呼吸が進むとドライマウスが生じます．繰り返す肺炎に対して，酸素吸入マスクを着用することによってもドライマウスが進みます．習慣性顎関節脱臼により，閉口できない場合にもドライマウスが進行し，感染症のリスクが高くなってしまうのです．

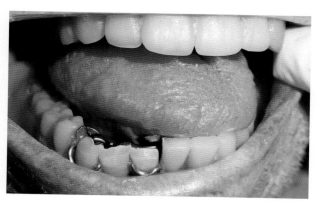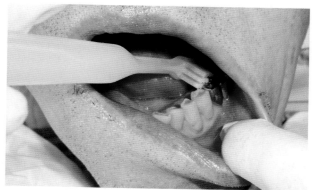

ドライマウスの入院患者さんに対するブラッシングケア

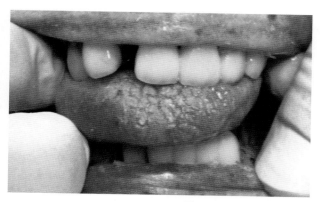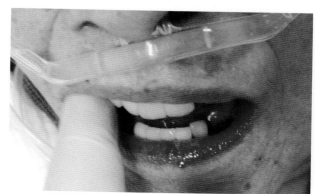

ドライマウスの入院患者さんに対するジェルマッサージ

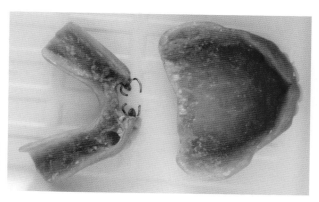

入院患者さんの義歯．鼻からの酸素吸入で常にドライマウスの状態になっていました

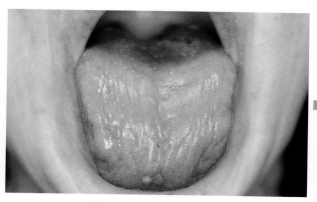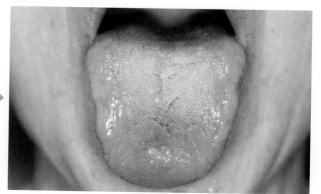

ドライマウスにより乳頭が萎縮した舌が，マッサージなどによる対症療法にて症状が改善

14 シェーグレン症候群の方の場合

　シェーグレン症候群は自己免疫疾患の一つですが，聞き慣れない病名かもしれません．他の自己免疫疾患である関節リウマチは，自分の身体に免疫の異常が起こり，手足の関節を破壊することで有名ですが，シェーグレン症候群は，自分のリンパ球が外分泌腺を破壊する疾患であり，唾液腺と涙腺の分泌低下から，ドライマウスやドライアイを引き起こします．

　リンパ球は白血球の一種で，免疫の中心的役割を担っています．攻撃対象は，唾液腺だけでなく，その他の外分泌腺，すなわち涙腺や鼻腔，消化器などに及びます．そのため，目や鼻の乾燥，胃酸の分泌低下による胃炎などを引き起こすこともあります．

　確定診断のために，ドライマウスとドライアイの検査，および血液・病理組織・唾液腺造影検査などを行います．

　現在のところ，唾液腺の機能を回復させるような根本的な治療法は開発されていません．対症療法として，セビメリン塩酸塩水和物やピロカルピン塩酸塩などの唾液分泌刺激薬を処方し，症状の軽減をはかることが可能となってきていますが，重篤な症状の場合には効果が乏しいこと，消化器症状や発汗の副作用があり，シェーグレン症候群であっても処方できない場合があります．

　唾液分泌刺激薬を保険適用で投与できる以外は，通常のドライマウスに対する対症療法と同じです．リウマチなどの自己免疫疾患を合併していることもあり，配慮が必要です．できるだけドライマウスの原因となる要素を減らしていくことが重要です．

●患者さんから学んだこと

　患者さんとのかかわりの中で，以下のようなことを教えていただきました．

　① シェーグレン症候群を恐れない．

　② シェーグレン症候群でも比較的唾液分泌量の多い患者さんもいる．経験的には，刺激時の唾液分泌量が10分間ガムを噛んで5mℓ程度であれば，唾液分泌刺激薬の処方は必要ないことが多い．内服に伴う副作用を考慮して，適切に判断すべきである．

　③ シェーグレン症候群というよりも，薬の副作用，ストレス，カンジダ性口内炎，加齢，筋力低下，口呼吸によるものが多い．唾液分泌試験などで確認後，適切な対応を考える．

COLUMN シェーグレン症候群や放射線治療後のドライマウスへの処方薬

　シェーグレン症候群や放射線治療後のドライマウスに対しては，ムスカリン受容体（M3）を刺激する唾液分泌刺激薬を用いる場合があります．セビメリン塩酸塩水和物（サリグレン®，エボザック®），ピロカルピン塩酸塩（サラジェン®）があります．セビメリン塩酸塩水和物，ピロカルピン塩酸塩はシェーグレン症候群に，ピロカルピン塩酸塩は頭頸部の放射線治療後のドライマウスに適応があります．その他，漢方薬の唾液分泌賦活作用が，麦門冬湯，白虎加人参湯などで認められています．これらの薬剤はシェーグレン症候群，薬剤性唾液分泌低下症などに対して唾液分泌促進効果が報告されています．

●患者さんの体験談から

15年前から膠原病内科でシェーグレン症候群の治療を受けています．口の不快感があり，60歳をすぎてから，寝つきが悪くなり，「ハルシオン®」と「デパス®」を服用するようになりました．主治医の先生は，3ヵ月に一度，経過観察をしてくださっていますが，経過良好だといわれます．ドライマウスが辛いので相談すると，「病気の進行もなく，安定しているから，気にする必要はない．年のせいもあるからだ」といわれます．

さらに，近所の内科医に胃のむかつきを相談すると，「タケプロン®」と「ガスター®」という薬を処方されました．そのほかにも高コレステロール血症と骨粗鬆症に対するお薬を処方され，内服していました．また，最近，皮膚がカサカサして，かゆみを覚えることから，「アレジオン®」という抗アレルギー薬を内服するようになりました．さまざまな副作用を予防するための薬の数が増えて，合計10種類ぐらいを服用していました．口の中の不快感が増してきたことから，膠原病内科の先生からの紹介で，ドライマウス外来を受診しました．

歯学部附属病院を受診するのは抵抗がありましたが，主治医の先生に親切に病状を聞いていただいたところ，現在の不快感はシェーグレン症候群というよりも，薬の副作用，ストレス，加齢，筋力低下，口呼吸などの複合によるものが大きいと指摘されました．歯科の先生のすすめで，内科の先生と相談して，胃薬を作用の弱いものに変更していただきました．さらに，睡眠薬に関しては精神科を紹介いただき，睡眠障害というよりうつの治療が適切だということで，「ハルシオン」と「デパス」を中止し，抗うつ薬を開始しました．

ドライマウス外来では，口腔内カンジダの感染があり，抗真菌薬の処方とジェルマッサージ，筋機能療法を開始しました．皮膚科の先生と相談し，口がかわく抗アレルギー薬の内服は中止し，直接皮膚に塗布する外用薬に変更してもらいました．

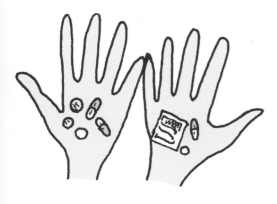

睡眠薬や抗不安薬を減量したり中止することには抵抗がありましたが，数ヵ月後，症状が減少していく様子を体感できました．

現在はかなり楽になったため，3ヵ月に一度ドライマウス外来で様子を診ていただいています．いままで，医学的な知識がないままに，ただただ症状を嘆いていましたが，自分の病状についての理解が大切だと実感しました．対症療法とはいえ，医者任せにせず，自分でも取り組むことが大切です．

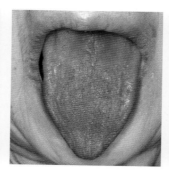
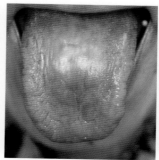
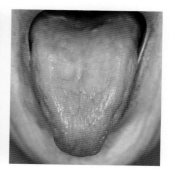

シェーグレン症候群患者のドライマウス

15 放射線治療を受けた方の場合

　口や顔面のがん治療や，甲状腺の病気などで放射線を照射された場合，唾液腺が障害を受け，ドライマウスの症状が出ることがあります．唾液腺や涙腺などの腺組織は，放射線に対して感受性が高く，破壊されやすいことが知られています．医療の進歩により照射法が工夫され，症状の軽減化がはかられていますが，病変の位置や大きさにより，唾液腺機能を復活させることはできなくなります．

　現在では，シェーグレン症候群と同様な唾液分泌刺激薬の処方により唾液分泌を促すことができるようになり，治療の幅が広がりつつありますが，薬剤の効果を実感できないほど，腺組織にダメージを受けている場合もあります．放射線治療をした医療従事者側からみると，生命を脅かすがんの治療を成功させたという点で，命を救うためにはやむをえないと考えてしまいがちなのですが，患者さんご本人にとっては重度のドライマウスは大変辛いものです．

　けれども，このドライマウスははたして放射線治療後の障害だけが原因なのでしょうか？ 実際には照射領域すべての唾液腺が破壊されているとはかぎりません．意外にも，通常のドライマウスの原因が重なっていることも多いのです．

　副作用のある内服薬を飲んでいないでしょうか？ ストレスや筋力低下はありませんか？ 口呼吸はどうですか？　放射線の影響だからとあきらめずに，原因となる事項を確認し，あわせて積極的に口腔ケアを含めた対症療法を行うことが大切です．

　放射線治療後のドライマウスに関しては，唾液分泌刺激薬を保険適用で投与できること以外は，通常のドライマウスに対する対症療法と同じです（38 ページ参照）．他の疾患を合併していることもあり，配慮が必要です．詳細はチャート（15 ページ参照）で示したように，基本どおりに，できるだけ原因となる要素を減らしていくことが重要です．

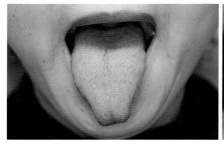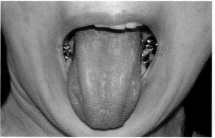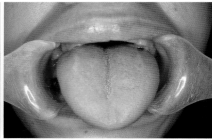

放射線治療後の舌

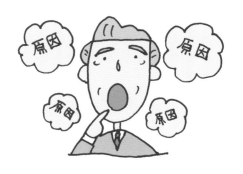

●患者さんから学んだこと

① 放射線治療後のドライマウスであってもあきらめない.

② 放射線治療後でも比較的唾液分泌量の多い患者さんもいる.

③ 放射線治療が原因というよりも, 薬の副作用, ストレス, カンジダ性口内炎, 加齢, 筋力低下, 口呼吸によるものも多い. 実際の唾液分泌機能を確認した後, 病状を判断して, 適切な対応を考える必要がある.

●患者さんの体験談から

5年前に耳鼻科で舌がんの放射線治療を受けました. 主治医の先生は, 3ヵ月に一度, 経過観察をしてくださいますが, 再発も転移もなく経過良好だといわれます. ドライマウスが辛いので相談すると, 「命が助かったんだから, よかったじゃないですか. 口のかわきはしかたがありません. うがい薬とスプレーで様子をみてください」といわれました.

症状が改善せずに, 5年間悩んだあげく, インターネットでドライマウス外来を見つけて受診しました. 歯科の先生は, 親切にドライマウスの原因と症状を教えてくださり, 自分の状態がわかりました.

原因は, 放射線治療の影響だけでなく, 薬の副作用とカンジダ性の口内炎でした. 検査で調べた後, 抗真菌薬を内服しました. 唾液腺マッサージで, 少しずつですが唾液が出ることを実感でき, 夜間のドライマウスもなんとか我慢できる程度まで変化してきました.

医師であれば, 誰でもこの辛さをわかってくれるものと思っていたのですが, 専門外の先生は意外に理解がなく, 自分の病状にあった適切な医師を見つけることが大切だと思いました. 現在はかなり楽になったため, 調子の悪いときだけ電話予約をして, 受診しています.

長い間, 何もわからずに, 不安なまま口の不快感を我慢していましたが, 自分でも積極的に取り組むことが必要だと実感しました.

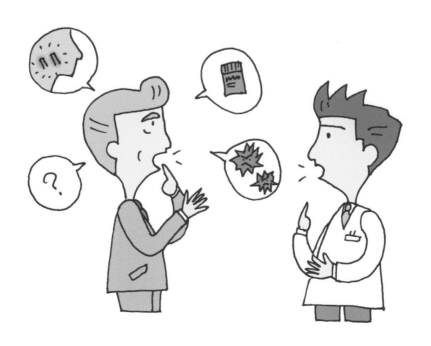

16 糖尿病の方の場合

　糖尿病もドライマウスの原因になります．　糖尿病の患者さんの尿には糖が含まれています．糖を含んだ尿は浸透圧が高くなり，水を尿管のほうに引っ張る力が強くなります．　その結果，多量の尿が排泄され，脱水症状とともにドライマウスが生じることになります．　また，感染症にもかかりやすくなり，歯周病との関連も報告されています．

　口の中の細菌感染が進行すると，不快感が増すだけでなく，風邪を引きやすくなり，気管支炎，肺炎へと進行することになります．　すなわち，誤嚥性肺炎のリスクも高まることになります．

　もともと，口には，多数の細菌が存在し，共存しています．　健康な方でも知らないうちに唾液を誤嚥している（不顕性誤嚥）こともあるのですが，身体の免疫機構が働いて感染を制御したり，気管に存在する小さな毛が動いて汚れを押し上げる線毛上皮運動が起こり，喀痰としてはき出しています．　これらの機能が低下するとさらに感染が進行しやすくなります．

　対策として，糖尿病の治療が先決ですが，完治までに時間もかかりますし，治癒することが難しい疾患でもあります．　関連性も高い歯周病を予防する意味でも，積極的な口腔ケアが必要になります．

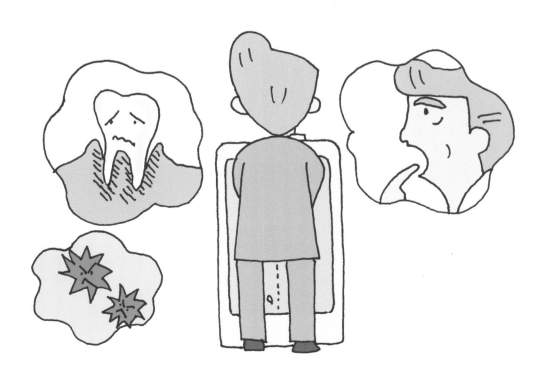

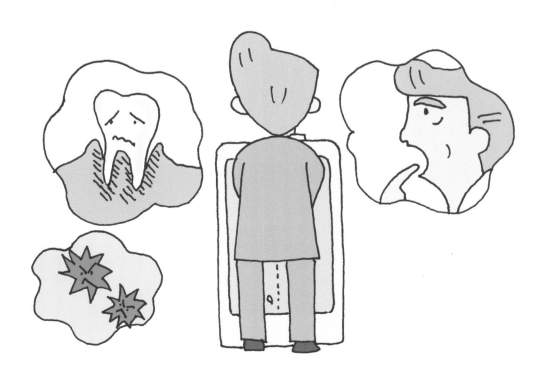

17 脳血管障害の方の場合

　脳梗塞・脳出血などにより口の機能に麻痺が生ずると，唾液が減少することがあります．口に関連する機能には，脳のさまざまな領域がかかわっていることが知られています．脳血管障害の患者さんには，嚥下障害（食べ物を飲み込みづらい）や構音障害（うまく話ができない）という症状が出ることがあり，唾液腺に対する刺激も低下します．

　唾液腺は破壊されていないため，唾液腺自体の機能は正常であっても，咀嚼機能が衰えたり，筋力が低下すると，唾液腺が刺激されないのでドライマウスになります．

　また，唾液分泌は脳幹の一つである間脳の視床下部の支配を受けています．脳幹は自律神経やホルモン，呼吸にまで影響を及ぼしているため，障害を受けると，命そのものが危機にさらされます．当然，唾液分泌も障害されることになります．

　対応法は，病態によりさまざまですが，唾液腺自体の機能はいくらか残っているケースも多いはずです．脳血管障害だけでなく，他の要因も関連していることが予想され，ドライマウスに関連する総合的な知識が必要です．

　その場合，本書で取りあげた唾液腺マッサージや口腔ケアが有効になってきます．確証的ではありませんが，脳血管障害発症後2年ぐらい経過した患者さんに対しても，唾液腺マッサージや口腔ケアを継続し，誤嚥性肺炎の発症が軽減した症例を経験しています．中には摂食嚥下機能がいくらか改善したケースもあり，これらの報告は，われわれの医療機関だけでなく，さまざまなメディアや論文でも取りあげられていることです．

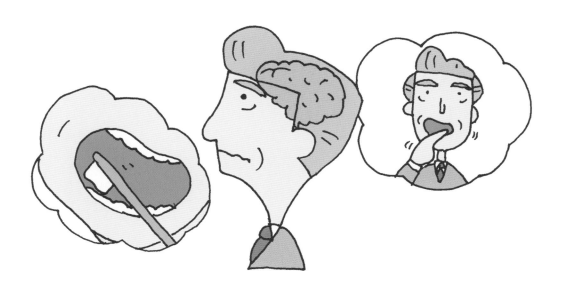

健康長寿を目指したドライマウス治療
―あとがきにかえて―

　従来，日本の医療政策は「病気になれば，国民皆保険がなんとか治します」という疾病治療型の医学でした．ところが，病気になってから治していたのでは費用がかかりすぎて，税収も落ち込んでいるいま，健康保険が破綻するという可能性も喧伝されています．

　経済危機が進み健康保険を維持できなくなると，欧米のような医療システムになり，自分で病気にならないために努力せざるをえないという事態も考えられます．長く生きるいまの時代，食事や運動，ライフスタイルを自ら見直し，健康管理することで，健康寿命（病気でなく生きられる年月）を伸ばしたいものです．

　近年，日本の医療も予防医学を重視する考え方に変わりつつあります．ドライマウスに関しても，初期の段階では治療しやすいことがわかっています．自ら症状を感じたら，辛さの解消とともに，病気にならないための対策が必要です．

　口の衰えとは，単に歯を喪失することだけでなく，唾液の分泌量の減少や，嚥下力，粘膜の菲薄化など目には見えないさまざまな変化のことを指します．これらの変化は個人差があり，また食物の摂取や会話などの日常生活に支障をきたすようになると，全身の衰えも促進されることになります．たとえば，唾液の中には生命の恒常性を維持するための多種多様なホルモン様物質が含まれています．すなわち，唾液の分泌量を増やすことは，病気を予防する方法の一つともいえます．

　メディアで歯周病と糖尿病の関連が報道されているように，口の病気は全身の病気に深くかかわっています．また，口腔環境が著しく悪化すると，口腔内の菌層が変化し，不顕性誤嚥という無意識のうちに生じる誤嚥から細菌が気道に入り，誤嚥性肺炎を生じる危険性が高まります．そのため，さまざまな医療現場で口腔ケアが重要視されるようになってきました．また，唾液分泌をコントロールすることにより脳を活性化させ，老化を進めないように，酸化ストレスをコントロールすることも報告されています．

　私たちが考案し，実践している唾液腺・口腔粘膜マッサージは，口がかわきがちだと自覚していらっしゃる方々の健康保持，そして老化予防としても効果的だと考えています．（阪井丘芳）

■文献・資料

1）中川洋一，斎藤一郎：ドライマウス診療マニュアル．永末書店，東京，2005.

2）渡部　茂監訳：唾液－歯と口腔の健康　（原著第3版）．医歯薬出版，東京，2008.

3）斎藤一郎：ドライマウス－あなたの口乾いていませんか？　日本評論社，東京，2003.

4）安細敏弘，柿木保明編著：今日からはじめる！口腔乾燥症の臨床─この主訴にこのアプローチ．医歯薬出版，東京，2008.

5）中川洋一編著，斎藤一郎，坪田一男監修：ドライアイ＆ドライマウス．永末書店，東京，2009.

6）相磯貞和訳：ネッター解剖学図譜．丸善，東京，2001.

7）日本抗加齢医学会専門医・指導士認定委員会編：アンチエイジング医学の基礎と臨床　（改訂2版）．メジカルビュー社，東京，2008.

8）秋下雅弘，大内尉義編：高齢者の薬物療法のエビデンスと注意点．月刊レジデント，2(12)：10～28，2009.

9）森田祐二：自分の年齢は自分で決める！エイジングケア30のメッセージ．現代書林，東京，2010.

10）日本 MA-T 工業会：2021年次報告書．

11）日本 MA-T 工業会．https://matjapan.jp/

12）Shibata T, Urakawa R, Ono C, Akeda Y, Sakai T, Hamaguchi S, Takamori K, Inoue T, Tomono K, Konishi K, Matsuura Y: Verification of MA-T Safety and Efficacy Against Pathogens Including SARS-CoV-2. BPB Reports, 4（3）：78-84, 2021.

口渇の副作用をもつおもな薬剤

薬効分類	おもな適応症	薬物名	商品名
催眠・鎮静薬	不眠症	トリアゾラム ブロチゾラム リルマザホン	ハルシオン レンドルミン リスミー
抗不安薬	神経症，うつ病，心身症	エチゾラム クロチアゼパム ジアゼパム	デパス リーゼ セルシン
抗精神病薬	統合失調症，うつ病	スルピリド	ドグマチール
抗うつ薬	うつ病，うつ状態	アミトリプチリン	トリプタノール
抗躁薬	躁病	リチウム	リーマス
抗めまい薬	内耳障害のめまい	ジフェニドール塩酸塩	セファドール
抗てんかん薬	てんかん	フェニトイン	アレビアチン
抗てんかん薬	三叉神経痛	カルバマゼピン	テグレトール
抗パーキンソン薬	パーキンソン病	トリヘキシフェニジル	アーテン
抗高血圧薬	高血圧症，狭心症	ニフェジピン アムロジピン	アダラート アムロジン
抗高血圧薬	狭心症，不整脈	ジルチアゼム	ヘルベッサー
抗ヒスタミン薬	気管支喘息	エピナスチン塩酸塩 d-クロルフェニラミンマレイン酸塩	アレジオン ポララミン
抗潰瘍薬	胃・十二指腸潰瘍	ランソプラゾール フェモチジン	タケプロン ガスター
抗コリン薬	過活動膀胱（頻尿）	プロピベリン塩酸塩 オキシブチニン塩酸塩	バップフォー ポラキス

日ごろの診療で使われている代表的なものをあげました．700種類以上あるといわれています．

【著者略歴】

さか い たか よし
阪 井 丘 芳

1991年	徳島大学歯学部卒業
1994年	大阪警察病院　歯科・口腔外科　医員
1996年	大阪大学歯学部附属病院　第一口腔外科　医員
1999年	大阪大学大学院歯学研究科　口腔外科学第一専攻修了（歯学博士）
2000年	米国国立衛生研究所（NIH）　客員博士研究員
2004年	大阪大学歯学部附属病院　口腔外科（制御系）　講師
2006年	大阪大学大学院歯学研究科　統合機能口腔科学専攻
	高次脳口腔機能学講座　顎口腔機能治療学教室　教授
同　年	（兼任）大阪大学歯学部附属病院　顎口腔機能治療部　部長
2021年	（兼任）CiDER（大阪大学感染症総合教育研究拠点）教授
2023年	（名称変更）大阪大学大学院歯学研究科
	成長発達歯学系部門　顎口腔機能治療学講座　教授

大阪大学歯学部附属病院　顎口腔機能治療部（ドライマウス外来）
〒565-0871　吹田市山田丘1-8

ドライマウス 第2版
ー今日から改善・お口のかわき　　　　ISBN978-4-263-44688-1

2010 年 6 月 25 日	第 1 版第 1 刷発行
2016 年 4 月 10 日	第 1 版第 6 刷発行
2023 年 8 月 20 日	第 2 版第 1 刷発行

著　者　阪　井　丘　芳

発行者　白　石　泰　夫

発行所　医歯薬出版株式会社

〒113-8612　東京都文京区本駒込 1-7-10
TEL.（03）5395-7638（編集）・7630（販売）
FAX.（03）5395-7639（編集）・7633（販売）
https://www.ishiyaku.co.jp/
郵便振替番号 00190-5-13816

乱丁, 落丁の際はお取り替えいたします.　　　　　印刷・木元省美堂／製本・榎本製本
©Ishiyaku Publishers, Inc., 2010, 2023. Printed in Japan